Eliminar grasa. 5 pasos para perder grasa.

SI QUIERE PERDER GRASA O EN OTRO CASO GANAR MASA MUSCULAR.

Este libro te será de gran ayuda, he condensado mi experiencia al pasar de pesar casi 90 kilos, a estar en mi peso optimo.

Yo era de esas personas que les costaba bajar de peso, hacia dietas, y compraba productos que prometían hacerme bajar de peso, sin nada o con poco esfuerzo. Luego de buscar bastante información puede entender como funciona el cuerpo, y qué es lo que hay que hacer si queremos tener un control EFECTIVO de nuestro peso.

Si quieres bajar de peso, solo debes tener en cuenta una serie de cosas, antes de comenzar con cualquier dieta, o rutina para perder peso.

La verdad es que en este caso es mucho mas sencillo perder grasa de lo que muchas personas piensan. Solo hace falta tener cierto conocimiento especifico en ciertos aspectos que te voy a mencionar en este libro.

En base a mi experiencia, te contare que fue exactamente lo que hice para poder perder grasa.

• Cuales son los 5 pasos para perder grasa

• Alimentación

• Masa muscular

• Dietas

Si de verdad quieres bajar de peso y perder grasa, debes entender una cosa, no puedes tomarte el peso o perder grasa a la ligera, es decir también debemos tener la intención, las ganas y la fuerza de voluntad para hacerlo.

Recuerda que nada bueno puede venir a tu vida, si uno no comienza a tomar acción, si hay algo que no te gusta en cualquier aspecto de tu vida cambialo.

Paso: 1

Grasa localizada.

El primer punto es que la grasa no se acumula de manera especifica en una zona, si bien puede suceder esto debido al tipo de cuerpo o cómo funciona tu metabolismo.

Normalmente la grasa se acumula de manera similar, en piernas, brazos, gluteos, espalda y es por eso que nos aparecen los no queridos "rollitos"

No hay que tomárselo a la ligera y decir que solo nos aparece panza, "por así decirlo", ¡NO! la grasa se distribuye en todo el cuerpo y por eso no hay que tratarlo o entrenarlo por zona especifica, es decir: no por tener grasa en el brazo yo me enfocare solo en el brazo, porque creo que tengo grasa en él bíceps o tríceps.

Ya que la grasa no se enfoca de esa manera, es necesario entender que hay que atacarla de forma global, con ejercicios que trabajen de forma global, ejercicios que activen varios grupos musculares, ya que estos ejercicios son los que nos hacen gastar energía.

Al igual que para ganar masa muscular, se necesitan ejercicios que trabajen grandes grupos musculares. Para quemar grasa, debemos incluir varios grupos musculares.

Paso: 2

¿Como se elimina la Grasa?

El segundo punto es claramente que la grasa no se elimina sudando, hay muchas personas que piensan que la grasa se elimina "sudando" y por eso utilizan mucha más ropa al hacer ejercicio. Y piensan que mientras más liquido eliminan, más grasa están quemando.

De hecho puede resultar todo lo contrario, ya que la grasa no se elimina de esta manera.

Muchos piensan que se elimina de manera física, pero la verdad es que no es de esta forma cómo se elimina, la grasa no sale del cuerpo por algún conducto, por nuestros poros o nuestros desechos o sea.. ni por sudor, ni por desechos.

Pero principalmente deben mantener en conciencia esto, que la grasa no se elimina ni por sudor, ni por desecho.

Lo que se elimina por medio del sudor, son algunas toxinas y sales minerales que luego recuperamos al re hidratarnos. Hay que tomar en consideración eso, ya que existen miles de cosas que siempre nos muestran "fajas reductoras" "quemadores" hay personas que se ponen "plásticos" o cremas y esas cosas, lamentablemente no funcionan y mucha gente del fitnes se presta para eso. De hecho es todo lo contrario, porque hacen que la gente "crea inocentemente" que puede eliminar grasa estando acostados en su sofá.

Paso: 3

¿Como se elimina la grasa realmente?

Muy bien, el punto tres esta relacionado a lo que hemos hablado anteriormente.

¿Como se elimina la grasa realmente?

No se elimina por medio de nuestros desechos y tampoco por el sudor. Entonces...

¿Cómo es que eliminamos la grasa?

Bueno es bastante sencillo la grasa se elimina en forma de energia. ¿Qué quiere decir esto ?

Bueno, que la invertimos, en movimiento o también en nuestro metabolismo basal.

¿Qué es el metabolismo basal?

Es básicamente lo que consumimos a diario en energía sin necesidad de hacer ninguna actividad física, es decir; Como una persona que estuviese acostada en su cama todos los días .

El cuerpo Igual necesita mantenerse a una cierta temperatura, para mantener los órganos funcionando, para hacer las reacciones biológicas, para todo el proceso natural del cuerpo se necesitan una cierta cantidad de calorías, para eso necesitamos energía, eso es el metabolismo basal. Invertimos grasa por así decirlo, invertimos esa porción de energía.

Por otra parte voy a poner un ejemplo bastante sencillo, para que entiendan como hay que quemar la grasa, pongamos como referencia un auto, el que recorre 10 kilómetros diarios, y al cual le echamos una cierta cantidad de gasolina

¿Qué pasaría, si al mismo auto le echamos más cantidad de gasolina?

Pero seguimos recorriendo los mismos kilómetros diarios. Bueno, pues obviamente tenemos un "superhabit" de gasolina, en este caso un "superhabit calórico", que viene a ser el exceso de energía que se convertiría en grasa en el cuerpo humano.

¿Cómo podemos eliminar esa gasolina ?

•En este caso ese "superhabit" de gasolina, seria grasa en el cuerpo humano.

Pues obviamente la manera más fácil en este caso es aumentar la distancia, para consumir ese extra de gasolina, o ponerle menos gasolina, para consumir aquella que tenemos "reservada".

Lo mismo podemos hacer en el cuerpo humano, consumimos las mismas calorías, pero aumentamos la actividad física, por tanto utilizamos esas calorías para transformar toda esa grasa en energía, que se ve interpretada en energía de movimiento, ya sea haciendo crossfit, gimnasio, parkour, lucha, no lose... cualquier cosa.

Esa es una forma... y la otra es atraves de los alimentos y eso nos lleva al punto cuatro.

Paso: 4

Alimentación.

Bueno, este es el cuarto punto.
La alimentación.

Muy bien, el punto numero cuatro, como lo mencione... es el tema de la dieta, es muy importante generar un DEFICIT calórico por medio de nuestros alimentos, es decir... si nosotros comemos todos los días pollos y arroz, tres veces al día eso sumaria un promedio de 2500 calorías y nosotros tenemos un superhabit ahí de 500 calorías, es decir nuestro metabolismo solo nos pide 2000 calorías y nosotros estamos consumiendo 500 demás, obviamente como dije en el ejemplo del auto esto se va a convertir en "grasa".

Las dos únicas formas que tenemos es:

- Aumentar el nivel de actividad física. que si unos no quieren hacerlo, tendrán que tomar el otro camino.

- Hacer dieta, ó sea cuidar la alimentación es decir, comer más saludable.

Ahora... también podemos tomar los dos caminos, podemos fusionar tanto el tema del deficit calórico por medio de la dieta, y también aumentar el nivel de actividad física, y ambos resultarían realmente excelentes, es lo más recomendable, si tu solo haces dieta, no vas a verte tan definido como tu quieres. Si bien vas a tener un porcentaje de grasa controlado, no vas a verte como una persona que entrene, en cambio los que sí entrenan y hacen el deficit, van a tener un cuerpo mas definido, más "notable" si es que eso es lo que quieren claro esta.

Debemos elegir qué camino tomar, o cómo queremos vernos.

Paso: 5

Entrenamiento especifico.

Entrenamiento especifico:

Como dije... debemos hacer ejercicio, ejercicios que usen varios grupos musculares, como la dominada, peso muerto, sentadillas, crossfit, ejercicios de cuerpo completo.

Hacer peso muerto, sentadillas, cualquier ejercicio que utilice varios grupos musculares, la idea es utilizar ejercicios que sean globales o sea que activen músculos globalmente y también en este caso para "perder grasa" hacer muchas repeticiones entre 10 a 15 y hacer muchas series. Unas 3 o 4.

Puedes practicar, boxeo, artes marciales, hacer ciclismo, o simplemente trotar. (trotar combinado con una buena alimentación es una de las mejores para quemar grasa)
Podemos gastar en una hora 600 calorias, aveces 700 o 800 en muchos casos, la rutina debe estar enfocada a quemar grasa en este caso.

Dieta 3 semanas

Dieta de tres semanas

Este es un plan especifico para eliminar las toxinas del cuerpo y eliminar esas comidas que te están haciendo engordar
¿En que consta?

Consta de dos partes:

•La primera parte son los primeros 5 días, que va desde el día lunes al día viernes.
La estrategia ahí es que elimines los embutidos, los enlatados, los productos de panadería y aumentes el consumo de frutas y verduras crudas. Debes comer una buena cantidad de vegetales crudos, ademas de consumir abundante agua, 2 litros al día. Ademas consumes una pequeña cantidad de proteína, puede ser pollo, pescado o pavo.

•La segunda fase que es el día sábado y domingo, quitamos las proteínas de origen animal y solo vas a consumir las verduras, las frutas y el agua.

Acelerar el metabolismo

El objetivo de esto es acelerar el metabolismo, ademas de mejorar la funcionalidad del páncreas, el hígado y los riñones.

Ademas de esto Buscamos darles un descanso al hígado y al colon. Ten en cuenta lo siguiente, con este plan de nutrición se busca eliminar toxinas que tengas acumuladas durante mucho tiempo y recuerda que desde el día sexto al día séptimo, no consumas proteína.

En este plan de nutrición, no busca reemplazar la opinión de un profesional, ya sea tengas algún problema, o patología, debes consultar a tu medico, antes de iniciar una dieta.

Errores que nos impiden bajar de peso.

Debemos tomar conciencia de que hay pequeños errores que estamos cometiendo y que no, nos dejan controlar nuestro peso, vivimos en un mundo donde hay días que tenemos ganas de comernos un dulce, o una soda y si, son cosas que nos hacen daño, pero son cosas que están en donde sea y somos humanos y nos gustan estas cosas.

Errores que puedes estar cometiendo:

• No controlar la ansiedad:

Te comento algo, tu no eres el culpable de tener ansiedad, no te sientas culpable tu no eres el culpable, culpa lo que te estas comiendo. El azúcar refinada esta en muchos alimentos, así es, el azúcar... hay muchos alimentos que se supone que no tienen que tener azúcar, pero las industrias le ponen azúcar para que te vuelvas adictivo y te de ansiedad cuando no tengas el azúcar en el cuerpo, así como lo leen.

Entre más cosas con azúcar o dulces comamos, más ansiedad vas a tener por estos productos.

El azúcar es un problema, mi recomendación o mi tip para omitir el consumo es poco a poco, porque cuidado, no podemos eliminar el azúcar por completo. Al eliminar estos alimentos de golpe, nos dará más ansiedad, hay que ir dejando el azúcar con el tiempo, intenta leer las etiquetas de los productos e iremos reduciendo el consumo de azúcar al 50% .

Si tomas leche, con cuatro cucharadas de azúcar, ahora solo usaras 2, iremos retirando el 50% del azúcar diario, hasta que ya te acostumbres y luego vuelves a bajar la cantidad de azúcar. Hasta que te acostumbres y vayas dejando las cosas dulce a un lado.

Una manera de terminar con la ansiedad, es comer una fruta dulce, puede ser una banana, una sandia. Alguna fruta que sea dulce, para matar esa ansiedad, el azúcar de las frutas es mucho más fácil de quemar y asimilar para el cuerpo.

Alimentos engañosos.

Los alimentos engañosos

Aveces ustedes no son los culpables, aveces la industria alimenticia le pone una cantidad de azúcar para que te hagas adicto y luego no dejes ese producto.

Muchas veces un producto dice "light" y cuando lees la etiqueta trae un montón de azúcar, debes leer las etiquetas y revisar que no estén llenos de azúcar. Esto lo hacen para que te vuelvas dependiente de ese producto. Es importante leer las etiquetas, investiga bien tus productos.

Algo que me pasaba a mi muchísimo, era que tomaba jugo de naranja "natural" y una vez leyendo la etiqueta me doy cuenta que tenia casi tanto azúcar como una soda. Entonces sí, no estaba haciendo ninguna dieta, porque era prácticamente tomarme una soda.

Compara los productos, lee las etiquetas ve cuánto sodio, y cuanto azúcar trae cada producto.

Falta de fibra.

La falta de fibra en la alimentación también es causa de que puedas subir de peso, es muy importante poner alimentos que contengan fibras naturales para que puedas hacer el proceso de digestión. Esto es muy importante para tener una buena digestión.

Beber bastante agua

¿Qué no tomas agua?

El agua es muy importante para eliminar las toxinas de tu cuerpo, ademas ayuda a que te sientas mejor, y hace que tu cuerpo y sus funcionen se realicen de forma mas efectiva, el agua es muy, muy importante para que todo funcione bien. Los expertos recomiendan tomar 2 litros de agua por persona DIARIO, también puedes tomar té verde, en vez de agua, ya que te ayuda a quemar calorías y a la vez te hidrata.

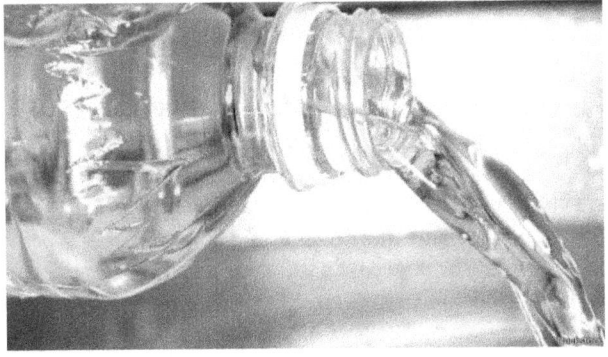

Evitar los alimentos tóxicos

Como por ejemplo: los embutidos, jamones, salchichas, tú sabes cuales son los embutidos. Tienen tantos químicos que el cuerpo no los digiere bien y hacen daño a tu organismo.

También otra cosa es combinar dobles proteínas, el cuerpo no esta diseñado para eliminar mezclas de alimentos, el cuerpo no esta hecho para digerir proteínas de carnes rojas y también de carne blanca. Hay que separar los tipos de comida y no mezclar los mismos tipos de proteínas, ya que el cuerpo demora mucho en digerir.

Comida de noche

Intenten comer algún tipo de proteína, dependiendo de cómo sea tú dieta, puede ser proteína animal o vegetal. Pero solo debe ser una.

Hay personas que dicen que debes quitar los carbohidratos, pero en verdad debes mantenerlos, porque nuestro cuerpo necesita energía, intenta consumir carbohidratos de forma natural, por ejemplo: arroz, avena, tipos de carbohidratos que no hayan sido procesados o refinados. lo ideal seria media taza de arroz, una papa pequeña cocida, o media papa grande. En cada comida, Obviamente no excederse en carbohidratos, pero tampoco dejarlos, ya que nuestro cuerpo los necesita, debes mantener un balance.

Debes quitar todos los carbohidratos que tienen muchas calorías, no es quitarlos por completo, pero si comerlos en menor cantidad, de esa manera iras progresivamente bajando de peso, a eso debes agregarle actividad fisica, como ya lo mencione más atrás, la idea es incrementar la actividad fisica, para tener un deficit calórico.

Los vegetales

Hay personas que no le gustan los vegetales, pero es el paladar, debes comer vegetales, ya que aportan nutrientes que tu cuerpo necesita, sobre todo las vitaminas.

No es que no te gusten los vegetales es solo que no tienes el paladar, debes comenzar a probarlos de todas formas, puedes ir condimentándolos a tu gusto, ademas los vegetales te ayudaran a incrementar tu metabolismo, a que todo se digiera más rápido, nadie dice que solo comas lechuga, debes comer todos los tipo de vegetales, en lo posible crudos, ademas de vitaminas, también te aportan fibra y esto lo que hace es mantener todo el intestino limpio. Ademas de ayudar a que tu sistema digestivo se "active"

y finalmente...

La mentalidad.

Es importante la mentalidad, sobre todo porque los cambios llevan tiempo, te aviso desde ya que no veras cambios de la noche a la mañana, todo viene de una forma lenta pero constante, primero vendrán cambios internos, estos son los más rápidos, a nivel interno tu cuerpo se estará desintoxicando, los órganos internos estarán funcionando mucho mejor.

Es importante que no sientas prisa, es un camino a largo plazo no es algo que ocurrirá en 1 semana o 2 semanas, los primeros cambios serán a nivel interno, la digestión va a mejorar, luego veras tu piel mas sana, finalmente al primer mes notaras una pequeña perdida de peso y es normal, porque cuando comienzas hacer ejercicio, tus músculos crecen. 1 kilo de músculo se ve mucho mas pequeño que 1kilo de grasa, así que al comienzo no te desanimes si solo has bajado un poco de peso, por lo general es porque si haz perdido grasa, pero también haz ganado músculo, la diferencia es que cuando pierdas toda la grasa, los músculos estarán más grandes y por ende te veraz mas tonificado y marcado.

¿Por que te explico esto?

bueno, es muy importante que entiendas que gran parte de un cambio, es un cambio de mentalidad, aveces la gente hace dieta, come saludable y hace ejercicio, pero luego de un mes ven que no bajaron tanto de peso como ellos esperaban, se desaniman. Es fundamental entender que abra una reorganización de peso, al aumentar el peso muscular y disminuir en grasa, lo mejor es hacer una dieta y rutinas de ejercicio durante 3 meses, comer 6 veces al día y luego de 3 meses, visualmente notaras los cambios, no te obsesiones con el peso, no tomes el peso como un medidor de avance, no tomes el peso como la guía para saber si haz perdido grasa.

Constancia

Es importante que seas constante, disciplinado, de nada sirve hacer mucho ejercicio si lo acompañas con mala comida, una de las mayores virtudes es ser constante, no intentar engañarnos pensando que en un mes notaremos cambios, esto en medida porque siempre vemos productos que nos hacen perder peso en 1 mes, muchas veces estos productos nos hacen perder líquidos, y por eso vemos una perdida rápida de peso en la balanza, y por eso te mencionaba que no debes ver el peso como un indicador, para saber si has progresado o no.

El ser constante nos servirá, para mantener nuestro objetivo en mente, al final luego de 3 meses, notaras cambios, comenzaras a ver cambios físicos notables, no solo tu, también tu entorno.

Recuerda que nada bueno puede venir a tu vida, si no eres constante y no tomas acción.

Despedida

Me despido lleno de emociones.
Querido lector, espero que este libro te sea de ayuda, no solo para quemar grasa, sino para entender como funciona nuestro cuerpo a un nivel de alimentación y actividad física, el principio de todos los problemas puede solucionarse una vez entendemos como se origina.

Si te a gustado el contenido, y sientes que has aprendido algo, me encantaría que me des una valoración, o algún comentario, para poder llegar a mas personas y así ayudarles, un abrazo, espero que lo hayas disfrutado tanto como yo.

Disfruta del proceso, lo demás viene después.

Este libro fue escrito, en base a mi experiencia para bajar de peso. y que ahora quiero compartir con ustedes.